JN199780

はじめて

の

鍼灸

しんきゅう

監修：国民のための鍼灸医療推進機構（AcuPOPJ）

制作：医道の日本社編集部

はじめての鍼灸

鍼灸治療を受けたことがない方や、
「興味はあるけれども、知らないことばかりでよく分からない」
という方に向けて、
「はじめての鍼灸」をお届けします。

目次

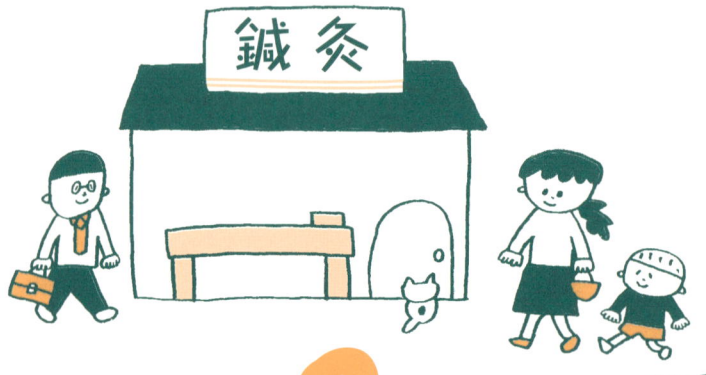

鍼灸はみんなのミカタ

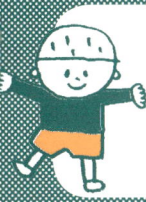

乳児や育ち盛りのお子さんにも

鍼灸治療は夜泣きを抑えます。鍼に恐怖心を持つお子さんには刺さない小児はりを使って気を鎮め、症状を和らげます。

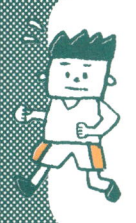

スポーツ愛好家、アスリートに

鍼灸治療は運動後の疲労回復を早めます。翌日に疲れを残しにくくします。ケガの予防にも役立ちます。競技前の緊張を抑え、実力を発揮しやすくします。

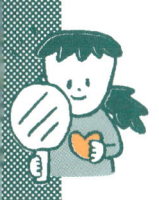

女性の美容と健康に

「いつまでも美しくいたい」という願いは女性すべてに共通するのではないでしょうか。東洋医学は外面的な美しさだけでなく、心身のバランスを整えることが美につながると説いてきました。鍼灸治療は女性のココロとカラダが潤うサポートをします。

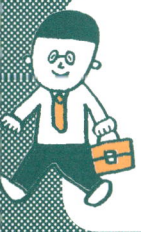

現役世代の皆さまに

鍼灸治療は、仕事や家事での身体の疲れはもちろんのこと、精神的ストレスを癒します。心身ともにリラックスすることによって深い休息が得られ、明日への活力を生み出します。

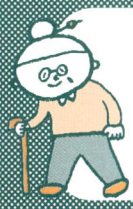

人生 100 年時代！　ご年配の方に

身体のこわばりは老化を早めるといいます。定年後も心身ともに健やかな生活を送るために鍼灸治療は介護予防にも役立ちます。

鍼灸治療を受けた方に聞きました

　皆さんは鍼灸治療について、どんなイメージをお持ちでしょうか。鍼（はり）は痛い。お灸は熱い。何となくイメージできるけど、よく分からない。実際に鍼灸治療を受けた方84人にホンネを聞いてみました[1]。

鍼灸を受けようと思ったきっかけを教えてください。

　65パーセントの患者さんが「家族・知人からの紹介」と答え、「インターネット」「他の医療機関の紹介」と続きます。自由記述の内容を踏まえると「他の治療ではっきりとした結果を得ることができず困っていたところ、知人から紹介された」というケースが多いようです。

家族・知人からの紹介と答えた方のお話

　「五十肩で整形外科に通院していましたが、あまり改善せず、いよいよ痛み止めの注射でも打ってもらおうかと思っていた頃、知人から鍼をすすめられました」

医療機関の紹介と答えた方のお話

　「私は昔から身体が弱く、風邪を引いてばかりいて、3カ月も半年も続きました。内科の先生が『鍼灸師のところへ行ってごらんなさい』とおっしゃいました」

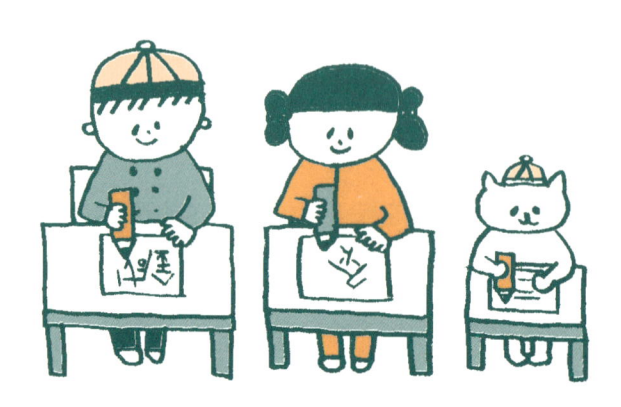

鍼は痛くない、お灸は熱くない

　初めて鍼灸治療を受けた方に、受ける前のイメージと受けた後の感想を聞いてみました [2]。

受ける前
　「鍼は、とにかく痛いというイメージが強いな。あと効果がよくわからんやん。鍼を刺すだけで何がどうよくなるのか」
受けた後
　「鍼すごいいいやん。また受けたいわ。軽くなったよ、ほんまに」

受ける前
　「肩こりみたいな軽い症状に効くのかもしれないけど、ぎっくり腰みたいな重い症状には効かないイメージかな」
受けた後
　「軽くなりましたね。全然違います。今日、鍼灸を受けてイメージが変わりましたが、あまりに知られてなさすぎてもったいないです」

受ける前
　「身体に鍼を刺すのは怖いなって。お灸はやけどしないのかなって思う」
受けた後
　「ほとんど刺さっている感じがなかった。正直、鍼は細いから痛くないと説明されたとき、細い太いの問題ではなくて、刺す行為自体が痛みを伴うと思ってた」

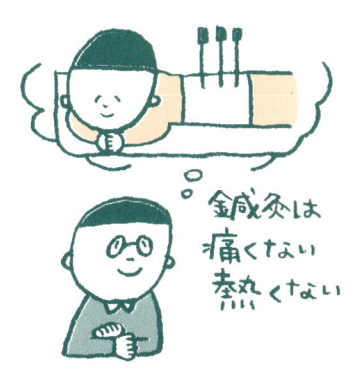

私たちも鍼灸治療を受けています

アーティストやアスリートも鍼灸治療を活用しています。[3]

小野武正さん　KEY TALK

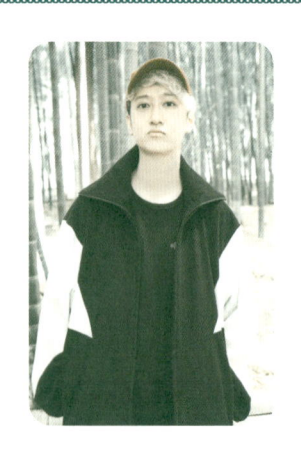

　ずっとギターをやってる関係で、耳や首の具合が悪くなっちゃいまして。あるときどうしてもつらくて、インターネットで探した鍼灸院にいくつか行ってみたんです。そのなかで、すごくビビッとくる先生がいて、症状をどんどん改善してくれたんです。「鍼ってすごい！」って思いました。そういう革命的な体験をしてから、鍼灸にどっぷりとハマっちゃいましたね。

東尾理子さん　プロゴルファー

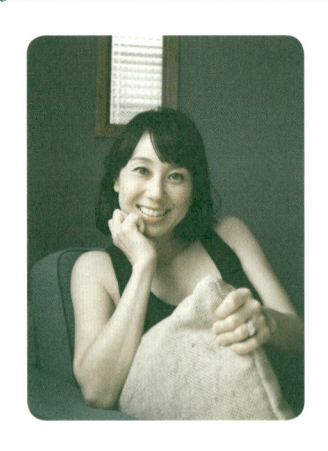

　鍼灸治療そのものは、ゴルフをやっていた頃からずっと続けています。現役時代はケガの治療や疲労回復のために、トレーナーから施術を受けていました。深いところの筋肉をほぐすのは、やっぱり鍼がいちばん。ズーンとひびくあの感じが昔から好きなんです。
　妊娠のための鍼灸はスポーツ鍼灸とはまた違って、心も身体もリラックスできる時間を過ごせました。

羽根田卓也選手　カヌースラローム
リオデジャネイロオリンピック銅メダリスト

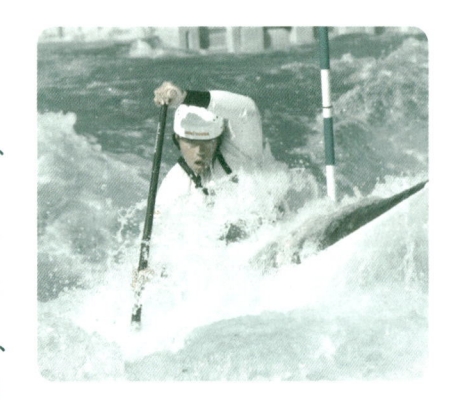

　鍼灸治療はけがをしたときだけ受けるものという印象がありましたが、実際に受けてみて、疲労回復にも効果があることを実感しました。鍼灸治療により普段から筋肉を緩めることで質の高いトレーニングが実現でき、けがの予防にもなります。また、もしけがをした場合にも、鍼灸はピンポイントで患部に効果を発揮し、回復を促すのが大きな魅力です。

私は鍼灸師です

戦隊ヒーロー は鍼灸を受けた経験から鍼灸師になりました。[4]

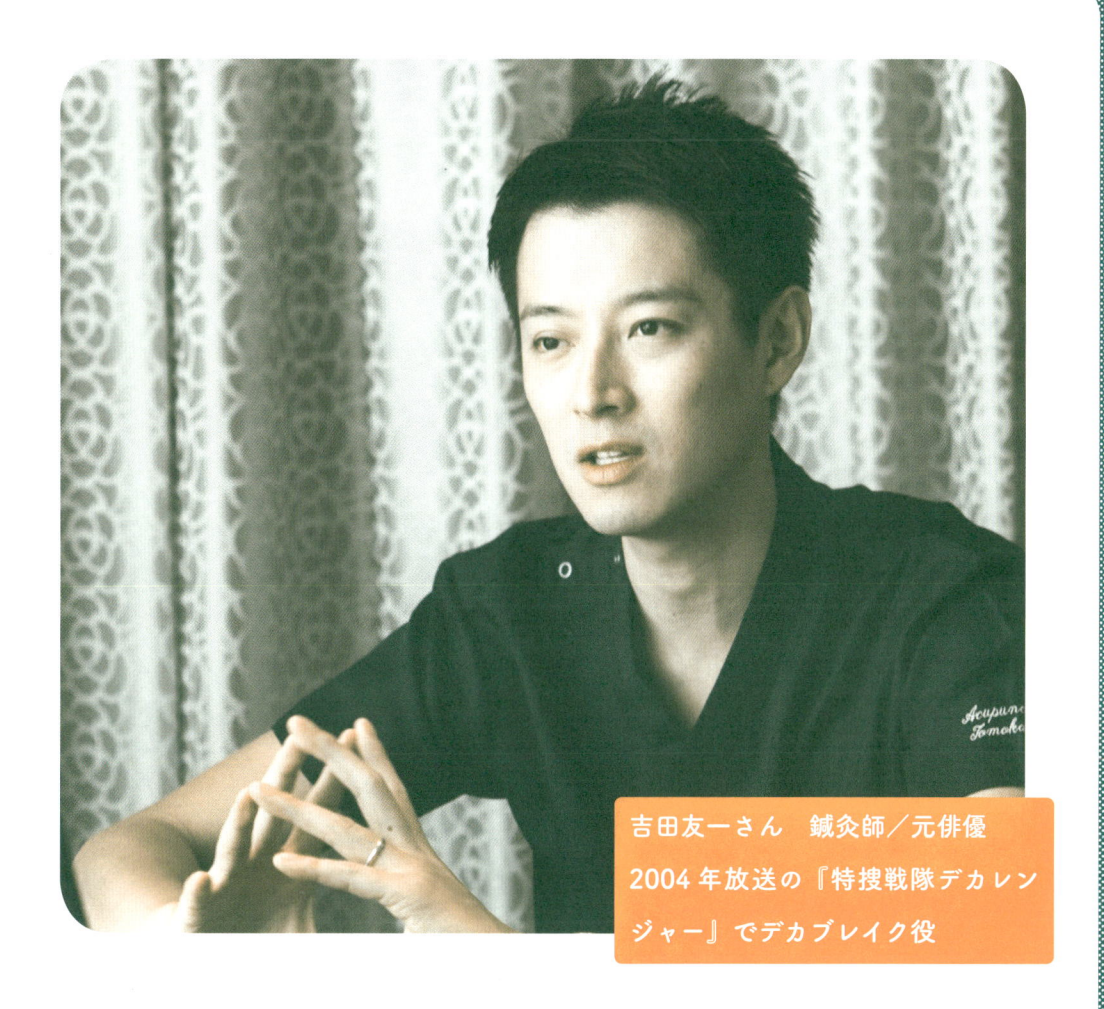

吉田友一さん　鍼灸師／元俳優
2004 年放送の『特捜戦隊デカレンジャー』でデカブレイク役

　舞台公演中に突然、顔の左側が動かせなくなりました。医師の診断は顔面神経麻痺。原因不明で、ステロイドを処方されるも一向に治りませんでした。身体的な症状に加え、先の見えない不安にさいなまれたとき、主治医に東洋医学を勧められて薬剤治療から鍼灸に切り替えました。時間はかかりましたが、周囲の支えもあって完治しました。鍼灸師を目指したのは、この経験が大きいです。

鍼灸治療の対象となる疾患

　鍼灸を受ける人の多くの症状は、首、肩、腰、膝などの疾患に伴う痛みです。しかし、私たちが知らないだけで、実は鍼灸は運動器系の痛みだけでなく、消化器系疾患、呼吸器系疾患、循環器系疾患から小児疾患など、さまざまな症状が対象になるといわれています。

　最近では慢性疼痛や美容などでも鍼灸が用いられています。

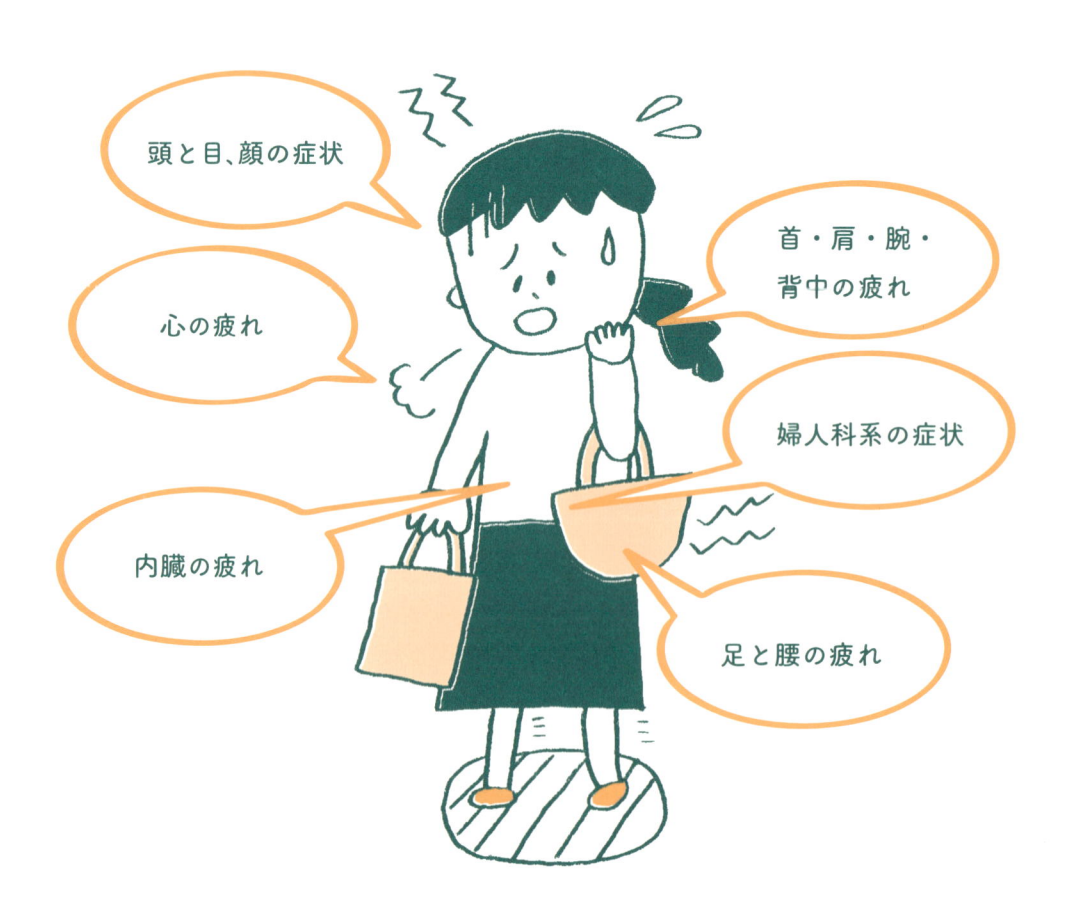

鍼灸師は免許が必要

　鍼灸の施術を行うには国家資格が必要です。鍼灸専門学校、鍼灸大学の教育機関で、知識や技術を習得し、さらに国家試験に合格しなければ資格を得ることができません。また、中国などの外国の鍼灸師免許を持っていても、日本で鍼灸治療を行うことはできません。

　2016 年度より有資格者には施術中に携帯できる免許保有証が発行されることになりました。5 年に 1 回の更新制で、IC カードタイプです。

多様化するニーズに応える教育制度

　東洋医学としての鍼灸は、地域医療や高齢者医療、スポーツ医療など新たな職域へと活躍の場が広がっています。多様化するニーズに対応できる鍼灸師の育成のため、2018 年 4 月より鍼灸師を養成する学校に新たなカリキュラムの追加が行われました。東洋医学はもちろん、西洋医学の基礎もしっかりと学ぶほか、医療に携わる人としての知識や教養を身につけられるように組まれています。学校附属の臨床施設において実習も行われています。

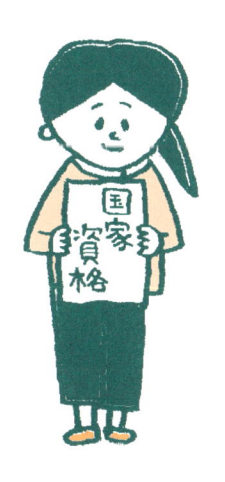
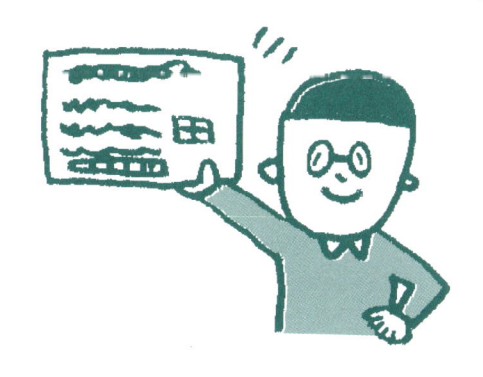

鍼灸の診察の仕方

　鍼灸院に行くと、病院や医院とは違った診察を行うことがあります。これは「四診」と呼ばれる東洋医学独自の診察法です。

　まず施術者は患者さんの様子を観察します。これを「望診（ぼうしん）」といいます。次に聴覚や嗅覚によって患者さんの声や臭いを観察します。これを「聞診（ぶんしん）」といいます。続いて患者さんから症状を聞きながら、先ほど行った望診、聞診を繰り返します。その際には現在の症状や現在の環境などについて聞きます。これを「問診（もんしん）」といいます。そして実際に患者さんに触れ、脈を診たり、触診したりします。これを「切診（せっしん）」といいます。

　施術者は、これらの情報を総合して患者の身体の状態を判断します。東洋医学ではさまざまな角度で患者さんを診察します。また、その症状が現れた過程も重要視します。そのような意味では、個々の患者さんに対応した、個人を尊重した医学といえるかもしれません。

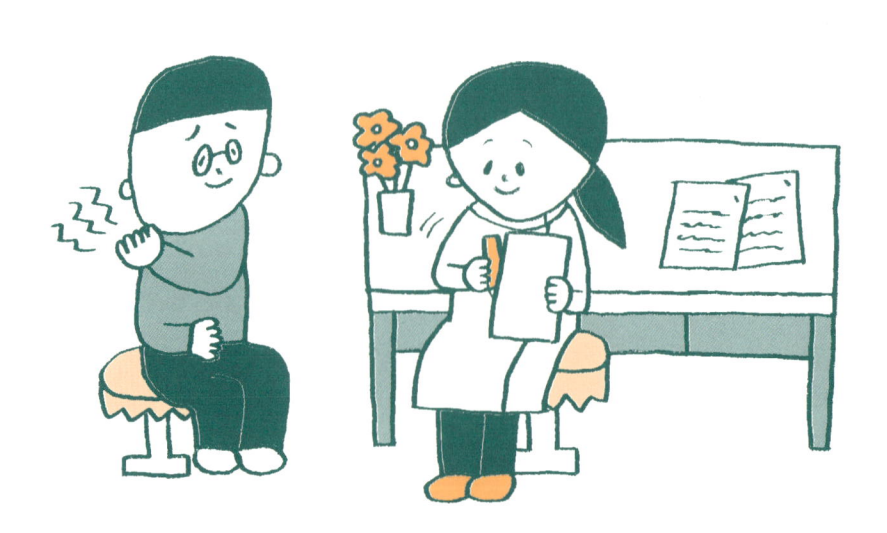

鍼灸の基礎知識

鍼灸の考え方

　東洋医学と現代医療の中心とされる西洋医学では、病の原因に対する見方が違っています。東洋医学では、先人の豊富な臨床経験をもとに独自の医学体系をつくり上げてきました。人間の身体は五臓六腑を中心として一つの身体を形成しており、このバランスが崩れたときに病気が発生すると考えられています。例えば鍼灸では臓器を直接治療するのではなく、体表にあるツボに働きかけることによって内臓の機能を整え、身体全体の調和を図ります。一方、西洋医学では病気の原因となるウイルスや臓器を取り除くことでピンポイントに治療します。

経絡ってなに？

　古代中国では自然界に存在するものすべてには「気」が宿っていると考えられていました。気は目には見えないもので、その機能だけが存在します。

　経絡は身体の内部である五臓六腑と外部である体表（皮膚や手や顔）を結ぶ通路のようなものです。気・血は経絡によって筋肉、皮膚、組織を循環して、その機能を調節します。つまり、経絡があることによって、身体内部の異常が外部に出てくるため、鍼灸によって治療することが可能となります。

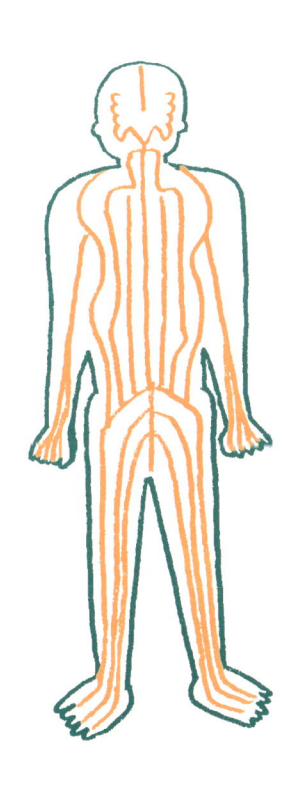

ツボってなに？

　鍼を打ったり、お灸をすえたり、指圧やあん摩をする経穴（ツボ）。何となく知ってはいるものの、「どうしてツボなのか、どうしてツボをおさえると身体が軽く感じるのか」。それは、東洋医学の理論に基づいた治療法だからです。

　東洋医学では、“気血は経絡を通り、全身の元気をつかさどる”と考えます。経絡が何らかの作用で滞ることで、病に至るといわれます。経絡が滞らないように、また、滞った経絡を改善するために、経絡の各所にあるポイントの経穴に鍼や灸、指圧を施して、気血の流れをスムーズにします。

鍼灸治療のベース「経穴（ツボ）」が世界統一基準に

　鍼灸は 3000 年以上の長い歴史があるだけに、ツボの名称や位置に違いが生じてきました。世界的に東洋療法への関心が高まるなか、WHO（世界保健機関）がこの問題に関与し、1989 年に名称が統一され、2006 年の国際会議で 361 穴の位置が決まり、統一されました。

　2009 年からは世界基準に従い、日本の鍼灸養成施設でも WHO 方式を採用することが決定しました。ツボの国際統一は、各地でさまざまな影響を受けて、位置や名称にズレが生じていたものを標準化し、座標を整えたということになります。医学的な研究や臨床比較を推進するためのスタートです。

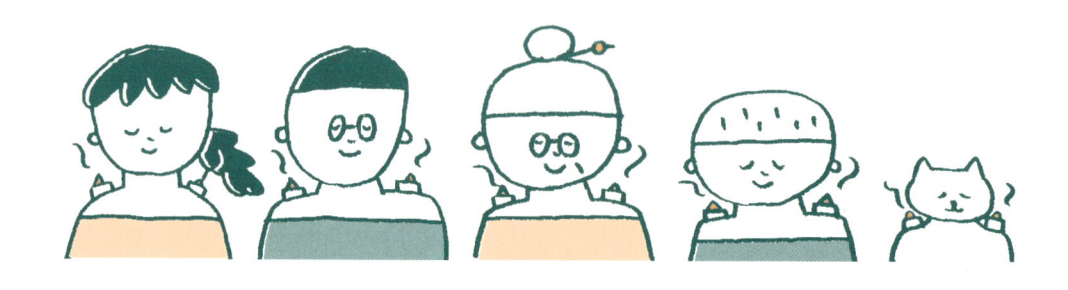

鍼灸の効果

鍼灸の作用

　鍼や灸で人間の身体に刺激を与えると、防御反応として中枢神経内にモルヒネのような役割をもったホルモンが放出されます。この物質（内因性オピオイド）が、痛みを抑え、また痛みを脳に伝える神経経路をブロックします。鍼灸が痛みを緩和する効果が高いのも、このメカニズムが働くからです。また、神経を刺激して血行を促進し、痛みに対する効果だけでなく、自律神経に働きかけ、体内のバランスを整えてくれます。

　また、2010 年には、大規模な臨床試験の結果、鍼治療は頭痛、片頭痛、腰痛、上腕骨外上顆炎（テニス肘）については通常の医療と同等に効果があると発表されました。WHO（世界保健機関）でも、さまざまな症状や疾患について鍼灸療法が有効である可能性を示しています。

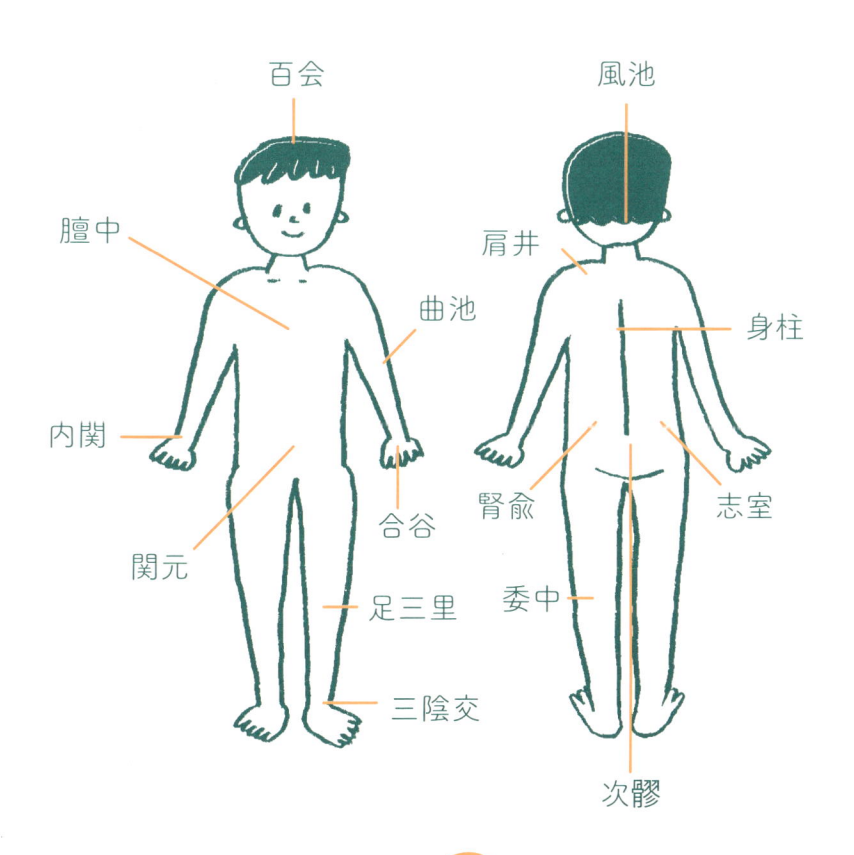

鍼灸にできること

子どもと鍼灸

刺さない鍼（ハリ）?

　子どもには「刺さない鍼」を使います。中国の鍼灸のバイブルにもある治療法です。

　皮膚への刺激を行う小児鍼を使う方法で、乳幼児から小学生の子どもが主な対象ですが、刺激に弱い人などに使います。鍼灸師は、肌質、体質などじっくりと見極めて、その人に合った鍼を選んでいます。

　小児鍼はいろいろな形をしています。振子鍼、いちょう鍼など接触刺激を行うタイプと、ローラー鍼やウサギ鍼など、摩擦刺激を行うタイプがあります。小児鍼は、夜泣き、かんの虫、風邪、中耳炎、夜尿症、下痢、便秘、また、喘息や花粉症などのアレルギーの改善も期待できます。西洋医学と異なり、副作用のない点が安心です。小児鍼ではツボのまわりを軽く刺激していくだけで、刺激が伝わり、脳や内臓の働きを活発にします。刺激することで、血流を促進し、交感神経と副交感神経のバランスも整えて、精神的なリラックスもあります。

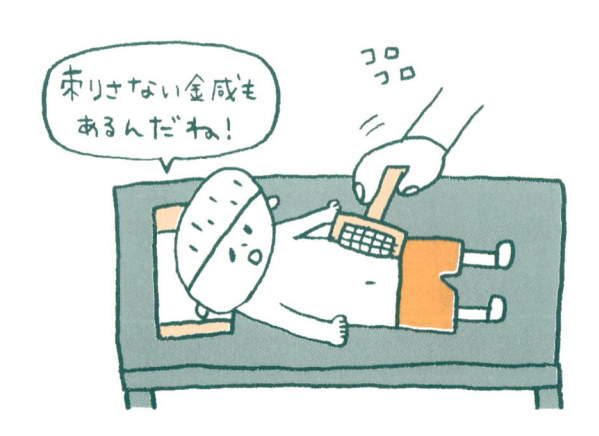

スポーツと鍼灸

　スポーツにおいて鍼灸は、オリンピック・パラリンピックを頂点とした競技スポーツ選手、登山やウォーキングを楽しむ高齢者、健康保持増進を目的とした運動をする人などに幅広く利用されています。慢性のスポーツによる膝や腰の痛みなどは、手術をする場合は少なく、日々のトレーニングで薬を連続して服用することも少ないです。鍼灸治療は、そのような場合に使われます。また、高齢者の運動療法に伴う筋肉痛や関節痛などの軽減にも用いられます。

　鍼灸治療は、①スポーツ選手の腰痛、肉離れ、膝関節痛などのスポーツ外傷・障害などに用いられていますが、②コンディショニング（体調の維持）、③記録の向上などにも用いられています。鍼灸治療では、痛みや不調を訴える場所を診るだけではなく、患者さんの筋肉や関節に触れるとともに、筋肉や関節の動きを観察してから治療します。そのため、鍼灸治療は、運動パフォーマンスの向上や日常生活で支障のある動作を改善して活動性を高める目的で利用されています。

　　　　（筑波大学オリンピック・パラリンピック総合推進室　宮本俊和）

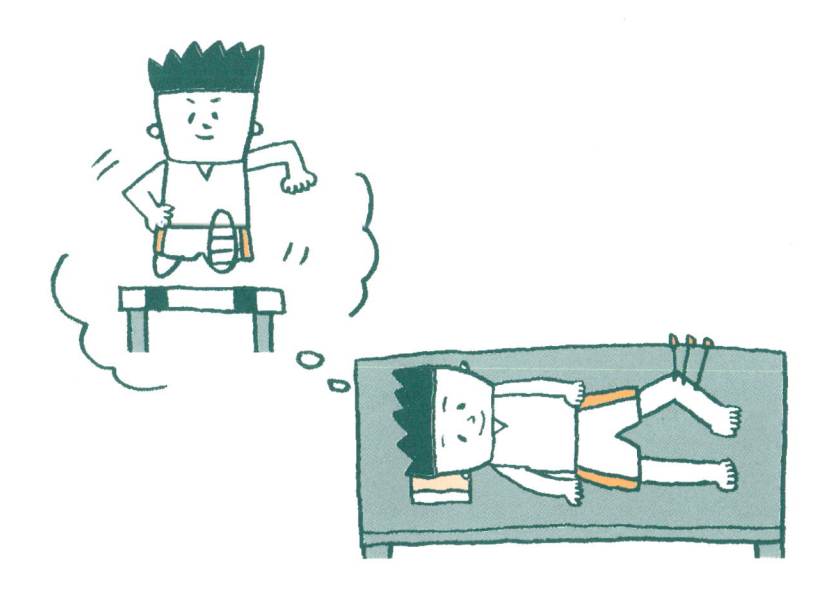

女性と鍼灸

　現代医学にレディースクリニックがあるように、東洋医学にもレディース鍼灸があります。レディース鍼灸では、女性のライフサイクルに応じたプライマリー・ケアおよびプライマリー・ヘルスケアが行われています。

　プライマリー・ケアでは、月経困難症、冷え症、不妊、つわり、逆子（骨盤位）、更年期障害、尿漏れなどの女性固有の症状に用いられています。その有効性は、多くの臨床研究により検証されています。しかし、すべての女性が輝くには、女性のプライマリー・ヘルスケア、すなわち健康維持・増進やストレスケアが何よりも重要です。心身ともに健やかに、心地よく日々を過ごすことができてこそ、女性は真に輝けるのではないでしょうか。そのことを支援するのもレディース鍼灸です。

　女性固有の不快症状や体調の崩れに女性ホルモンや自律神経機能の変調及びストレスの関与が指摘されています。したがって女性の健康回復や健康維持には、心身全体を調えることが重要です。そのことに応えられる療法が鍼灸です。何故なら、鍼灸療法はたとえ局所の症状であっても常に全身を調え、心身をよい状態に導くからです。また、健康をより高次の健康に押し上げてくれます。鍼灸は臓腑－経絡経穴系という独自の理論を踏まえて、微細な刺激をツボに作用させ、自然治癒力を賦活する身体に優しい療法で、女性の味方です。

　　　　　　　　　　　　　　　（明治国際医療大学　矢野　忠）

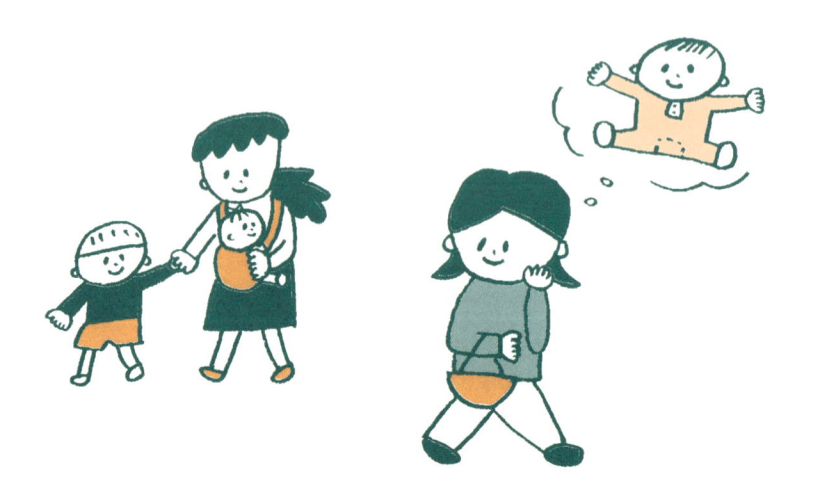

美容と鍼灸

　「鍼灸」というと、伝統医学的な治療法のイメージが強く、「美容」との接点があまりないようにも思われてきました。この「鍼灸」を活かした美容法が脚光を浴びています。アメリカでハリウッドの女優さんやセレブの間で話題となり、日本でも「美容鍼」として、テレビや女性誌などで頻繁に取り上げられるようになりました。

　近年行われた、美容鍼灸に対する調査[1] によると、美容鍼灸の経験者の80% 以上が効果を実感し、最も効果を実感したのが"リフトアップ"効果でした。以下"小顔、むくみ、たるみ"と続きます。

　このように、「美容鍼」というと、一般的には直接顔面部のみへの鍼治療を指すことが多く、「美顔鍼」とも呼ばれています。しかしながら、鍼灸医学、本来の「美容鍼灸」は"こころとからだの調子をよくし、身体の中から健康的に美しくなることを目的とした、全身に行う鍼灸治療"です。肩がこっていたり、腰が痛かったり、憂鬱な気持ちであったりすれば、それだけで、顔も曇り、美しさが失われるのは、一目瞭然です。

　健康的な美しさをつくる鍼灸の効果としては、身体の症状では、肩こり、腰痛、頭痛、易疲労感、全身倦怠感、冷え、月経困難症、月経不順等の不定愁訴の改善効果があります。心の症状としては、うつ、睡眠障害（不眠、傾眠）、イライラ感、ストレス等を改善します。また、美容効果としては、前記したものの他に皮膚の血流を増加させ、表情筋のこりを取り、"顔色・クマ・乾燥肌・しわ・シミ"などの改善が期待できます。

（東京有明医療大学　安野富美子）

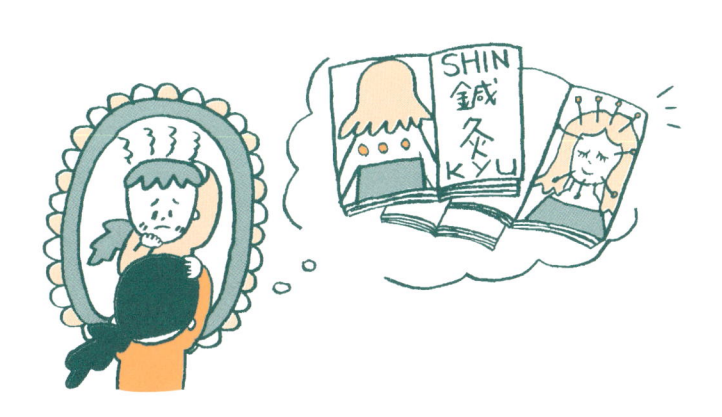

慢性疼痛と鍼灸

　痛みは人にとって耐えがたいものです。特に痛みが長期間続く場合は、お薬も効かないことが多く、どのように対処すべきかとても困ります。そんなときに役に立つのが鍼灸治療です。

　鍼灸治療は、鍼や灸の刺激により、筋肉を緩めたり、血流を改善させる効果があるとともに、最近では脳の中から痛みを止めてくれる鎮痛物質（痛み止め）が放出されることで、全身の痛みをコントロールしたり、不定愁訴や不安などを取り除くことで、痛みが改善する可能性があることが報告されています。そのため、鍼灸治療は、慢性化した痛みを対処する一つの方法として近年注目されているのです。

　なお、鍼灸治療で効果が証明されている症状としては、慢性的な腰や首、肩や膝の痛みなどがあります。また、最近では頭痛や線維筋痛症などの痛みでも効果があることが報告されています。多くの症状の場合は、週に1回程度の鍼灸治療を5 〜 10回行うことで痛みが軽減するとともに、痛みに伴い生じた睡眠障害や不安なども改善することが知られています。そのため、お薬を飲んでも改善しないような痛みには一度鍼灸治療を試してみてはいかがでしょうか。

（明治国際医療大学　伊藤和憲）

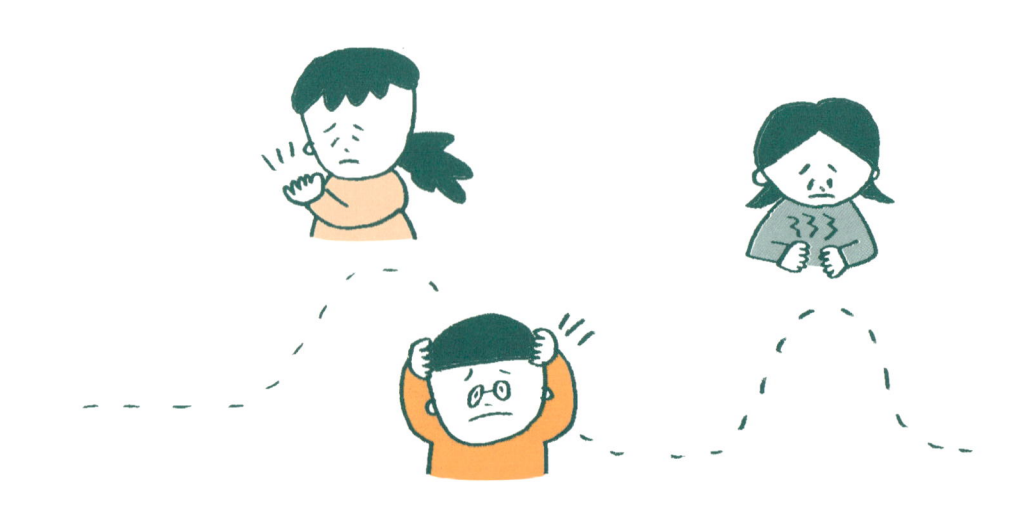

高齢者と鍼灸

　関節の変形に伴うこわばり感や痛み、関節運動の制限は、多くの高齢者が経験する症状です。鍼灸治療は加齢に伴うさまざまな症状の緩和、疾患の治療や予防に効果を示します。

　整形外科疾患以外にも、高齢者に多い疾患であるパーキンソン病では鍼灸治療により筋強剛（筋肉のこわばり）を緩和して歩行機能や姿勢の改善を認めますし[1]、投薬量の減量が可能となる症例もみられます。慢性閉塞性肺疾患（COPD）においては呼吸を補助する頚部や背部の筋（呼吸補助筋）の機能を高めて息切れ症状を緩和します[2]。また、認知症に対しては軽度認知障害（MCI）において鍼灸治療による認知機能の改善を認めています[3]。今後の研究では鍼灸治療による認知症の予防効果が示されると期待されます。

　近年、加齢に伴う虚弱な状態を示す「フレイル」予防が提唱されています。フレイルの特徴である筋力（握力）、歩行機能、バランス機能、嚥下機能の低下に対しても特に虚弱な群においては鍼灸治療による機能回復が観察されています[4]。フレイル予防を通して健康寿命の延長に鍼灸治療は有効と考えられています。

　高齢者の多くは持病に対する投薬治療を受けていますが、非薬物療法である鍼灸治療は投薬や運動（リハビリ）に併用できる身体に優しい治療方法です。

（明治国際医療大学　江川雅人）

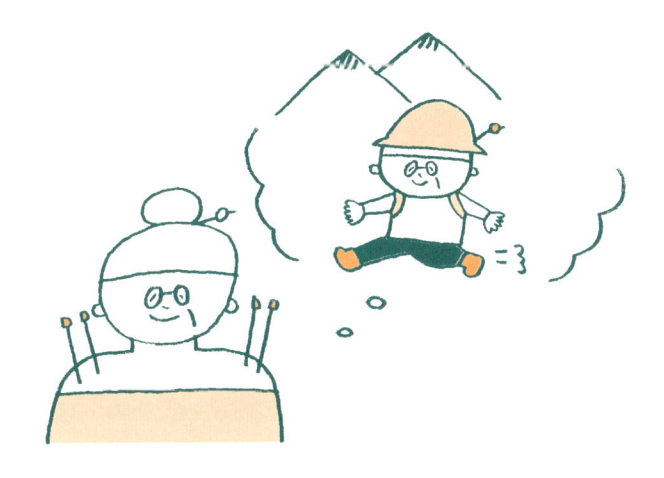

災害と鍼灸

　日本国内における「災害と鍼灸」の歴史的経緯を振り返ってみますと、阪神淡路大震災の際に、多くの鍼灸師がボランティアとして参加したのが契機であると思われます。以降、鍼灸業界の団体（日本鍼灸師会、全日本鍼灸マッサージ師会）による講習会で専門的なスキルを修めた「災害支援鍼灸師」が、多職種と連携しながら災害の現場で支援活動をしています。

　鍼灸治療は多くの医療器材を必要とせず、ガスや水道・電気などライフラインが乏しいなかでも、鍼とお灸があれば施術を提供することができます。また、医薬品が不足する状況でも、痛みや血行の改善、自律神経調整作用による不眠や内臓機能の改善、免疫力向上にも対応できる医療技術であり、避難所で否応なく困難な状況におかれている多くの方々に貢献できます。

　これは、丁寧に問診（傾聴）してから、東洋医学的な診察や徒手検査等を実施して治療に至る鍼灸の長所であり、またタッチセラピーとしての一面が癒しとなる結果でもあります。いわばケア（癒し）からキュア（治療）まで幅広く対応できるという鍼灸術の特質が反映されているといえます。安価で安全、簡便な鍼灸治療は、災害時医療としても活用できる医療技術です。

　　　　（公益社団法人日本鍼灸師会危機管理委員会委員長　　堀口正剛）

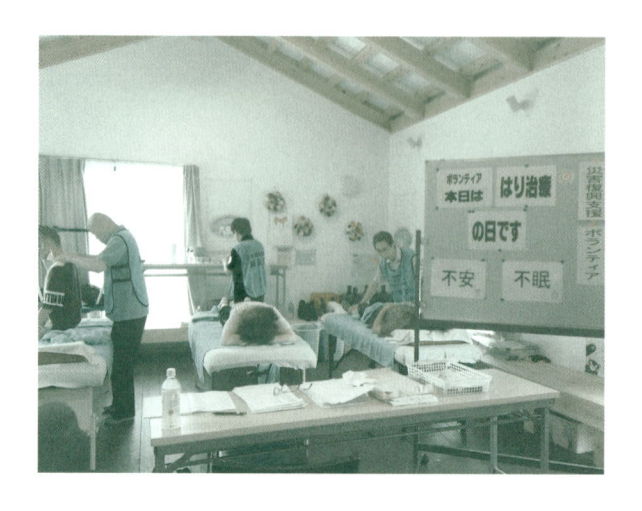

関節リウマチの痛みやストレスの軽減

　関節リウマチの治療法は大きく進歩し、薬物治療によって寛解を目指せるようになりました[1]。その一方で多くの患者さんが薬物療法による副作用に不安を持っています。関節リウマチは免疫の改善によってしか抑えることはできません。しかし、薬物治療と鍼灸治療を併用することによって薬の効果を保ちながら、副作用を軽減させられます。

認知症の予防や早期発見、介護分野での役割

　2025 年、日本の人口の 3 人に 1 人が 65 歳以上の高齢者になる時代が到来します。そのうち 5 人に 1 人が認知症になるとされています[1]。認知症の方を支えるには、医療や福祉といった多職種の協働、地域でのネットワークが必要です。厚生労働省は 2025 年を目標に高齢者の自立支援の目的のもとで、地域包括ケアシステムの構築を推進しています[2]。その流れのなかで 2017 年 3 月に公表された認知症初期集中支援事業を実施するための要員に、はり師・きゅう師の名前が付け加えられました[3]。また 2018 年 4 月より介護老人保健施設などで働く、機能訓練指導員になるための資格に鍼灸師が追加となり、鍼灸師の介護分野での役割が増えています。

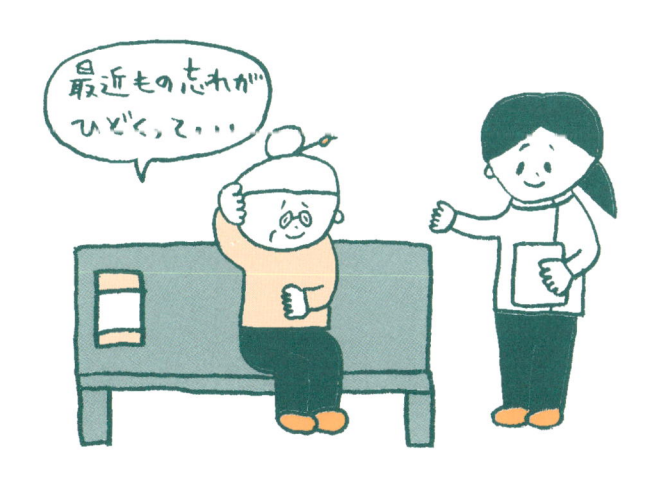

鍼灸師、鍼灸を学ぶ学生たちの社会貢献活動

　近年では全国各地のスポーツイベントの会場でも、各地の鍼灸師の団体が鍼灸施術のボランティアを行っています。東京マラソンでは 2010 年からランナーへのケアサービスを続けています。このようなスポーツ分野での活動の蓄積は、2020 年の東京オリンピックでも活かされることでしょう。

ペットと鍼灸

　今や家族の一員として重要な存在となっているペットの治療に、マッサージとともに鍼灸にも関心が寄せられています。米国や英国を始めとする世界のさまざまなメディアで、獣医の分野で鍼治療をペットの代替医療として積極的に取り入れる動きが広まっていることが紹介されています。人間に効果のある鍼治療を代替医療としてペットにも積極的に受けさせたいと考えているペットオーナーが増えているそうです。

　近い将来、さらに必要性は高まり、鍼灸師と獣医師との連携によって、ペットへの鍼灸治療もますます盛んになるでしょう。

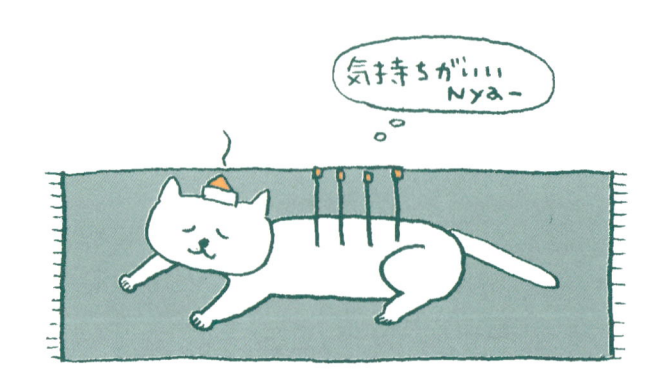

鍼灸院で養生指南を受ける

治療から未病へ

　進む高齢化とともに、医療は社会にとって大きな課題となっています。健康保険の見直し、医療保険の負担増、高齢者の新たな医療負担など、私たちの暮らしに直結する変化が始まっています。そして、超高齢＝長寿社会の中で求められているのが、病気になる前に治す、あるいは病気にならないための医療です。それは、東洋医学が理想としてきた姿です。

　ライフスタイルは多様化しても、健康で生き生きと暮らしたい、という願いはほぼ万人に共通であるといえるのでしょう。

　「未病治」という東洋医学の基本が、これからの日本社会を大きく変えていく─東洋医学の治療法、鍼灸の古い伝統と新しい研究には大きな可能性があります。

　明治時代に確立された「健康」という概念は、それまで「養生」と呼ばれ、民衆の生活に根づいていました。「養生法」は生き生きと毎日を過ごすための習慣術といえるでしょう。

　鍼灸師は「養生のプロ」として、鍼灸治療だけでなく、さまざまな角度から、生活指導や健康相談を行っています。症状の軽減や病気の予防を目的とする運動療法の指導や、歩き方や姿勢などの日常生活動作の指導に取り組む鍼灸院も多くあります。

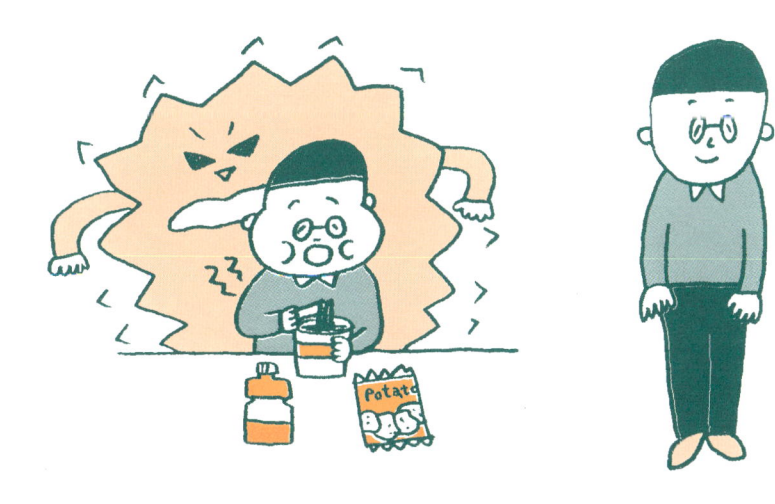

鍼灸の歴史

562 年に伝来

　鍼灸の起源は石器時代にまで遡るともいわれますが、紀元前の中国王朝、殷・周時代にはすでに鍼治療が広く流行したという文献が残っています。鍼灸治療の重要な古典『黄帝内経』が成立したのは前漢・後漢の時代です。後に注解や改編を経て現在に至っています。鍼灸治療の最重要文献として今も読み継がれています。

　鍼灸が日本に渡ってきたのは、562 年といわれています。朝鮮半島を経由して遣隋使や遣唐使によって伝来しました。中国の僧侶が仏典とともに鍼灸の医学書を携えてやってきたとされています。「漢方」が渡来してくるのもこの時代です。

　平安から室町時代にかけて、書物を通してだけでなく、人的交流も盛んに行われて、鍼灸や漢方といった中国医学が日本社会に定着していきます。江戸時代に入ると、鎖国によって大陸との国交も途絶えますが、鍼灸は日本人研究者により、日本の伝統医学として独自の進化を遂げていきます。また、中国では下火になった「灸」が、庶民の間に広まっていくのも、この時代です。鍼灸や漢方の立場が変わったきっかけは、杉田玄白の『解体新書』の登場でしょう。当時の日本人にとっても、日本医学界にとっても、オランダ医学は驚異的だったはずです。その後、明治政府の西洋化政策によって、鍼灸や漢方などを主流とする日本の伝統的な医学は、表舞台から追いやられてしまうこととなります。

　昭和に入ると、伝統医学の見直し運動が起きますが、西洋医学の台頭によって、鍼灸は民間医療としての地位に甘んじることとなります。

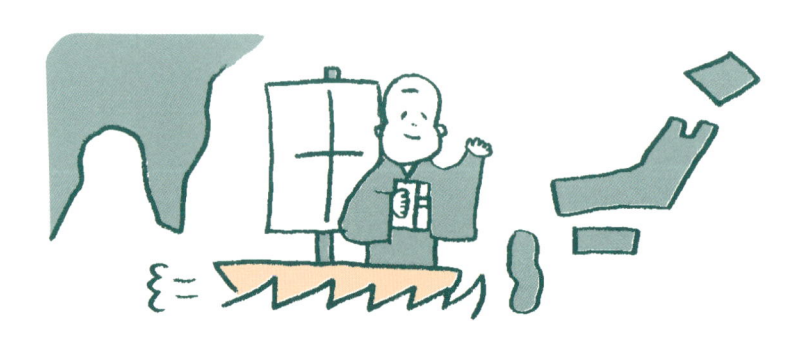

世界で注目される鍼灸療法

　鍼灸治療の民間の支持は強く、鍼師、灸師は 1993 年に国家資格として制定されることになりました。これにより鍼灸の教育制度はさらに充実し、教育を基盤に鍼灸も新しい時代へ突入します。

　医療保険制度の違いもありますが、ヨーロッパやアメリカでは、病気にならないための予防医学が盛んです。また、仕事のために体調を整える、体力や免疫力を高める、エイジングケアの一環として鍼灸が活用されています。例えば、俳優が体力維持のために鍼灸を受けているとか、セレブリティが鍼灸をライフスタイルに取り入れていることが、テレビや新聞のニュースで話題となっています。

　医療研究者が鍼灸の効果を、さまざまなエビデンスをもとに研究発表していることも、鍼灸普及の要因です。西洋医学的見地で実証することで、鍼灸の重要性を訴えています。また東洋医学的病態分類は、2018 年春に開催されたWHO（世界保健機関）の総会で、国際統一基準である「国際疾病分類」（ICD-11）に伝統医学の章が追加されると公表されました。UNESCO は「伝統中国医学としての鍼灸」を 2010 年 11 月 16 日に無形文化遺産に指定しました。世界中で信頼を得ている鍼灸。世界の医療現場で欠かせぬ治療法として、確立されていくでしょう。

　各国の伝統医療が見直されている昨今、鍼灸は最も優れた伝統医療として、世界各国の医療関係者が、そのメカニズムと研究成果を発表。日本でも、従来の腰痛や肩こりといった、一般にもなじみの深い症状だけでなく、スポーツ、災害、介護等さまざまな分野での治療への取り組みがなされています。約 2000 年前に確立し、1500 年もの間、日本、そして世界で進化し研究が続けられてきた「鍼灸」は、無限の可能性を秘めた治療法だといえます。

鍼灸治療の道具について

鍼（ハリ）

　鍼治療では、通常直径 0.14mm ～ 0.20mm 程度の極めて細いステンレス製の鍼をツボに刺入します。刺入するときは、管鍼法といって円形の金属あるいは合成樹脂製の筒を用いる方法か、筒を使わずに鍼を親指と人差し指でつまんで刺入する方法が行われていますが、どちらもほとんど無痛に近い方法です。

　ツボに刺入した鍼は、上下させたり回したり、振動させるなどの一定の刺激を加えてすぐに抜く場合と、10 -15 分ほど、刺入したまま置いておく場合があります。また、刺入した鍼に微弱な低周波通電をする場合もあり、これは筋肉のコリや痛み、血液循環の促進に効果があります。ほかにも「てい鍼」という先端が丸くなった、身体に刺さることのない鍼があります。徐々にツボや身体への刺激を慣らしていき、刺す鍼へと移行する手段として用いられるのが一般的です。小児鍼として乳幼児の夜尿症や夜泣きなどに使用されることもあります。

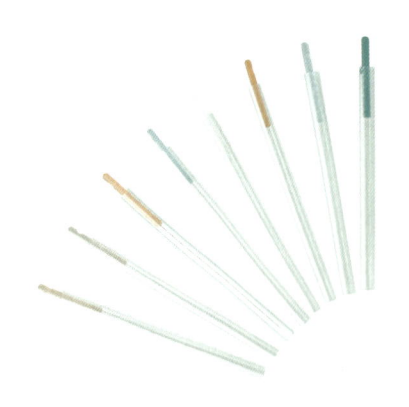 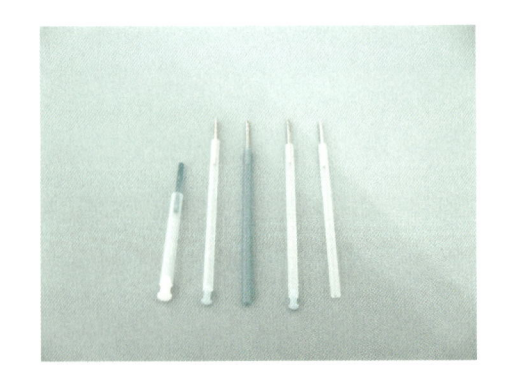

灸

　一般的に「やいと、お灸」と呼ばれているのが、艾（もぐさ）を用いてツボに熱刺激を加える方法です。もぐさは、よもぎの葉を乾燥させ、葉の裏側の部分だけを集めたものです。灸の方法には、大きく分けて、もぐさを直接皮膚上に乗せて着火させる直接灸と、皮膚ともぐさの間に物を置く隔物灸、間接灸などがあります。直接灸の場合、もぐさの大きさは糸状のもの、米粒ほどの細かいものが主流で、病状に応じて熱刺激を与えます。直接灸をしたあとは、少し痕が残ったりすることがあることもあらかじめ承知しておく必要があります。

　このほかにも、灸頭鍼（きゅうとうしん）といって、刺入した鍼の柄にそら豆ほどの大きさのもぐさを取り付けて点火する方法や、熱の刺激源として遠赤外線やレーザー光線を使用する科学的な試みも実用化されています。灸は鍼灸師の指示に従えば自宅でも行うことができます。

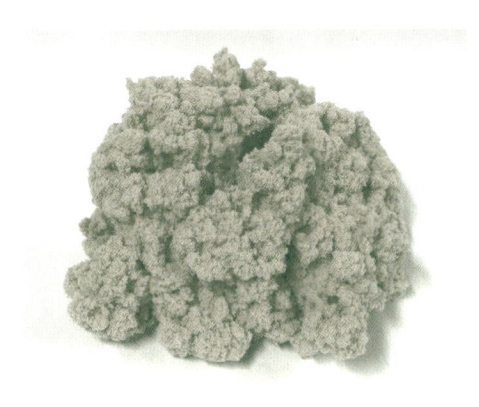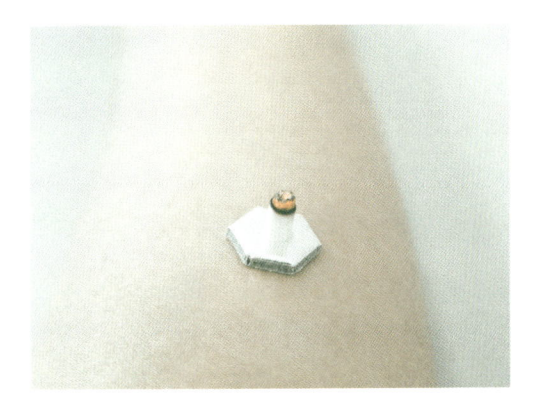

TOPIC　お灸女子

　今、女性たちの間で、セルフケアとしてお灸が注目を集めています。冷え症、足のむくみ、便秘など、お灸によって身体を温めることは女性の身体にとってメリットになることばかりです。女性を対象としたお灸教室やワークショップなども多く開催されています。「お灸女子」という言葉もできて、大きな注目を浴びています。

鍼灸治療院の選び方

　西洋医学では、運動器、消化器、泌尿器、婦人科、耳鼻科などの診療科目に分かれていますが、鍼灸院はすべての疾患や症状を対象に治療しています。長期の教育期間を経て国家資格を取得した鍼灸師は、当然、確かな技術を有していますが、それぞれの鍼灸院・鍼灸師によって、得意とする分野があります。したがって、どの鍼灸院がよいかというのは、患者さんのニーズに応えられるかどうか、治療を受ける際の問診がしっかりしているかどうか、助言が適切であるかどうかが重要な判断材料になるでしょう。

　国家資格を有する治療院の証として「安心のマーク」が鍼灸関係7団体の協調のもと、平成17年に商標登録されました。このマークの掲示も一つの基準となります。

　鍼灸院のホームページやブログ、SNS等で施術の内容や鍼灸院の雰囲気を事前に確認してみるのもよいでしょう。また、通いやすい場所にあることや衛生管理も大切です。時間をかけて少しずつ改善に導いていく鍼灸治療であればこそ、自分が信頼できる治療院を選びましょう。

鍼灸院検索サイト

・鍼灸ネット　https://www.hariq.net/
（サイトの「探す」から検索してください）
・各県の鍼灸師団体ホームページ
https://www.harikyu.or.jp/ac_contact.html

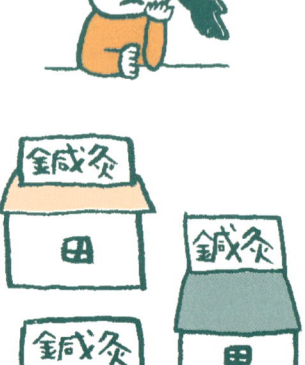

・全日本鍼灸学会ホームページ
https://www.jsam.jp/
（サイトの「認定者検索」から検索してください）
・全日本鍼灸マッサージ師会ホームページ
https://www.zensin.or.jp/

健康保険が受けられる症状

　神経痛（例えば、坐骨神経痛など）、リウマチ（急性、慢性で各関節が腫れて痛むもの）、腰痛症（慢性の腰痛、ギックリ腰など）、五十肩（肩の関節が痛く腕が上がらないもの）、頚腕症候群（首から肩、腕にかけてしびれて痛むもの）、頚椎捻挫後遺症（首の外傷、むちうち症など）、その他、慢性の痛みを伴う疾患、これに類似する疾患が健康保険の対象です。

健康保険を利用する手順例

1）鍼灸院に「健康保険の取り扱いをしていますか？」と問い合わせます。
2）保険取り扱い可能な鍼灸院で「同意書」という用紙をもらいます。
3）この「同意書」を持って、日頃かかりつけの医院か病院に行き、必要事項を記入してもらいます。あるいは、同意書の代わりに、病名、症状、発病年月日が記されていて、鍼灸の治療が必要と保険者が判断できる医師の診断書でもOKです（一般的には同意書により運用）。
4）記入済みの同意書か診断書、保険証を鍼灸院に持参します（手続きは鍼灸院にお尋ねください）。

その他の保険にも適用

　交通事故の傷害や後遺症などは自賠責保険の適用になりますので、事故を取り扱う保険会社の担当者にお問い合わせを。もし保険適用外といわれたら、通院予定の治療院や各都道府県にある鍼灸師の団体、（公社）日本鍼灸師会、（公社）全日本鍼灸マッサージ師会に尋ねてみてください。
　また、通院している鍼灸院が労災指定施術所であれば労災が適用されます。この他にも、各自治体により鍼灸の助成制度がありますので、鍼灸院にお問い合わせください。

鍼灸 Q & A

Q1 鍼灸には副作用はあるのでしょうか？

　ツボを刺激し身体のバランスを整えていく治療法ですので、副作用はほとんどありません。子どもから高齢者まで、安心して治療を受けることができます。

Q2 妊娠中でも鍼灸治療をして大丈夫ですか？

　鍼灸治療は身体の免疫力や自然治癒力を高めていく治療法ですので、妊娠中の女性や胎児などへの副作用はなく、投薬による治療ができない方に適しています。鍼灸によってつわりが緩和されたり、流産癖のある人が無事に出産したり、また、逆子が治ったという例もあります。ただし、妊娠していることは治療を受ける前に必ず申告してください。

Q3 病院での治療や投薬中でも鍼灸を受けてよいでしょうか？

　投薬と鍼灸との併用によってより高い効果を望める場合もあり、欧米では、それが標準的な考え方になりつつあります。日本でも積極的に併用治療を推奨している医師、鍼灸師も多数存在します。

Q4 鍼灸の治療費の目安は？

　自由診療の場合で、3,000 〜 5,000 円が目安ですが、10,000 円を超えるところもあります。施術内容によって異なりますので、事前に各治療院にお問い合わせください。

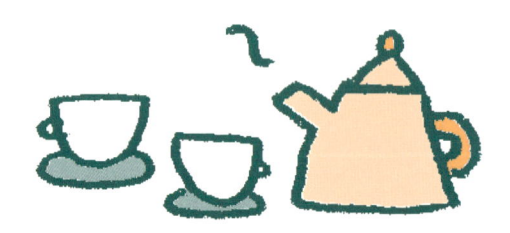

参考文献

【p.4-p.7】

1)医道の日本編．患者から見た鍼灸3　患者さん84人に聞きました　鍼灸治療のイメージ はこうだった！．医道の日本 2017；76（1）：26-33．

2)医道の日本編．鍼灸受療率アップ大作戦！．医道の日本 2017；76（9）：11-5．
医道の日本編．鍼灸受療率アップ大作戦！．医道の日本 2018；77（3）：10-5．
医道の日本編．鍼灸受療率アップ大作戦！．医道の日本 2018；77（4）：12-5．

3)羽根田卓也．私と鍼灸．医道の日本 2015；74（12）：5．
小野武正．私と鍼灸．医道の日本 2017；76（11）：5．
東尾理子．私と鍼灸．医道の日本 2018；77（7）：25．

4)吉田友一．ポートレート．医道の日本 2018；77（12）：6．

【美容と鍼灸 p.17】

1)矢野忠，桑原理恵．一般女性と施術者の双方からみた"「美容鍼灸」の現状"〔前編〕一般 女性を対象としたアンケート調査．医道の日本 2013；72（9）：176-85．

【慢性疼痛と鍼灸 p.18】

1)伊藤和憲，皆川陽一．痛みに対する鍼灸治療の役割．ペインクリニック 2011；32（4）：485-94．

2)川喜田健司，矢野忠．鍼灸臨床最新科学　メカニズムとエビデンス．医歯薬出版，2014．

【高齢者と鍼灸 p.19】

1)Fukuda S, Kuriyama N, Egawa M.Acupuncture for gait disturbance in Parkinson's disease： immediately effects of acupuncture treatment. J Am Geriatr Soc 2015；63（10）：2189-90．

2)鈴木雅雄，大野康，苗村健治他．鍼治療が有効であった COPD の1症例．日本呼吸器学会雑誌 2005；43（5）：289-95．

3)武岡崇介．軽度認知障害を有する高齢者の認知機能に対する鍼治療の効果−Aβシークエスター タンパク質を指標として−．明治国際医療大学大学院後期課程公開発表会，2018．

4)佐竹美香，武藤由香子，江川雅人他．フレイルに対する鍼灸治療─鍼灸院でのフレイル状況とフ レイルの因子に対する鍼灸治療の影響─．明治国際医療大学 平成30年度ポスターワークショッ プ抄録集，2019．

【関節リウマチの痛みやストレスの軽減 p.21】

1)中島基嘉．関節リウマチ患者の背景と鍼灸治療の方針．医道の日本 2016；75（4）：99-105．

【認知症の予防や早期発見、介護分野での役割 p.21】

1)医道の日本編．認知症の予防とケア．医道の日本 2017；76（10）：28．

2)厚生労働省．地域包括ケアシステム．
https://www.mhlw.go.jp/stf/seisakunitsuite/bunya/hukushi_kaigo/kaigo_koureisha/ chiikihoukatsu/（2019年5月9日最終確認）

3)厚生労働省．全国介護保険・高齢者保健福祉担当課長会議資料について．
http://www.mhlw.go.jp/stf/shingi2/0000154636.html（2019年5月9日最終確認）

公益社団法人日本鍼灸師会編．鍼灸のすすめ．公益社団法人日本鍼灸師会，2006．
公益社団法人日本鍼灸師会編．科学も認めるはりのチカラ．公益社団法人日本鍼灸師会，2017．
平馬直樹，浅川要，辰巳洋監．基本としくみがよくわかる東洋医学の教科書．ナツメ社，2014．

はじめての鍼灸

2019 年 8 月 10 日　初版第 1 刷
2019 年 11 月 25 日　初版第 2 刷

監　修　国民のための鍼灸医療推進機構（AcuPOPJ）
制　作　医道の日本社編集部
発行者　戸部慎一郎
発行所　（株）医道の日本社

〒 237-0068　神奈川県横須賀市追浜本町 1-105
電話　046-865-2161　FAX　046-865-2707
2019© IDO-NO-NIPPON-SHA,Inc.

印刷：ベクトル印刷株式会社
写真提供：セイリン（株）、（株）釜屋もぐさ、（株）山正、（株）ファロス
イラスト：matsu
装丁・デザイン：新島龍彦

ISBN978-4-7529-3028-0 C0447